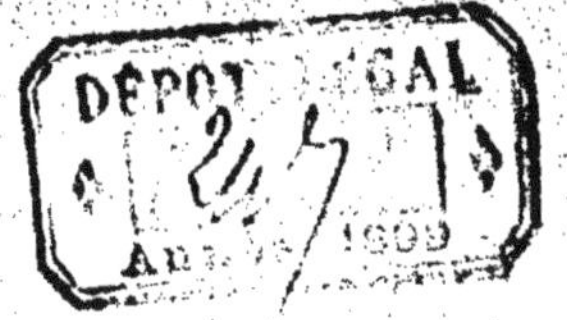

ÉTUDE EXPÉRIMENTALE

SUR

LE TÉTANOS

PAR

Le Dr Jean BINOT

Ancien interne des hôpitaux de Paris
Préparateur à l'Institut Pasteur

PARIS

G. STEINHEIL, ÉDITEUR

2, RUE CASIMIR-DELAVIGNE, 2

1899

ÉTUDE EXPÉRIMENTALE

SUR

LE TÉTANOS

ÉTUDE EXPÉRIMENTALE

SUR

LE TÉTANOS

PAR

Le D' Jean BINOT

Ancien interne des hôpitaux de Paris
Préparateur à l'Institut Pasteur

———◆———

PARIS

G. STEINHEIL, ÉDITEUR

2, RUE CASIMIR-DELAVIGNE, 2

1899

ÉTUDE EXPÉRIMENTALE

SUR

LE TÉTANOS

AVANT-PROPOS

Cette étude découle directement du mémoire de MM. Roux
et Borrel sur le tétanos cérébral et nous leur en devons l'inspiration.

Notre éminent maître M. Roux a bien voulu diriger nos expériences et en suivre au jour le jour le résultat.

Nous ne saurions dire combien est profonde notre reconnaissance pour toute la bienveillance qu'il nous a témoignée, et
notre gratitude pour tout ce qu'il nous a appris depuis que
nous avons l'honneur d'être son préparateur.

Notre ami le Dr Borrel, depuis notre entrée à l'Institut Pasteur, et surtout dans le cours de ce travail, n'a cessé de nous
prodiguer de précieux avis, nous l'en remercions vivement.

Nous devons également remercier M. Duclaux, directeur de
l'Institut Pasteur; M. Metchnikoff, qui nous étonne chaque jour
davantage par l'étendue de ses connaissances et l'originalité
des déductions qu'il en tire.

Enfin, nous adressons nos meilleurs remerciements à tous

nos collègues et amis de l'Institut Pasteur dont l'aide ne nous a jamais manqué, tout particulièrement au Dr Louis Martin qui nous a initié aux débuts de la bactériologie et s'est toujours montré pour nous le plus dévoué et le meilleur des amis.

Avant d'exposer ce travail, nous tenons à exprimer toute notre gratitude aux maîtres qui se sont intéressés à nos études médicales et nous ont prodigué leurs conseils.

M. le professeur R. Blanchard nous a guidé dans nos débuts.

M. le professeur Ranvier a bien voulu nous accueillir dans son laboratoire.

Préparateur adjoint au laboratoire d'histologie à la Faculté, nous avons trouvé auprès de M. le Dr Rémy l'accueil le plus bienveillant.

Nous n'oublierons jamais la profonde impression que fit sur nous l'enseignement clinique de notre maître, le Dr Gaucher, au temps où il remplaçait notre regretté maître le professeur Laboulbène ; depuis il n'a cessé de nous donner des preuves de son amitié et de son dévouement si sincère.

M. le professeur Landouzy, MM. les Drs Gouraud, Segond, Guinard, Delbet et Thoinot, par toute la bienveillance qu'ils nous ont témoignée, nous ont fait regretter de n'avoir pas été plus longtemps leur élève.

Nous n'avons pas, à notre profond regret, été l'interne de M. le professeur Guyon, mais nous gardons toujours un souvenir très reconnaissant du bon accueil qu'il avait fait à notre demande.

Nous sommes heureux de remercier MM. les Drs Routier, Hirtz, Galliard et Brocq qui nous ont fait largement puiser dans leur expérience clinique.

Nous nous garderons d'oublier dans nos remerciements MM. les Drs Michaux, Potherat et Rieffel qui nous ont initié à l'anatomie.

Nous prions les maîtres qui nous ont accueilli dans leur service pendant notre internat (1893-97) : M. le Dr Nélaton, M. le professeur Duplay, M. le professeur Panas, MM. les Drs Charrin et Audhoui, d'agréer ici la publique expression de notre profonde reconnaissance, leurs exemples et leurs conseils nous serviront toujours de guide.

Nous remercions en particulier M. le professeur Panas, pour l'honneur qu'il nous a fait en voulant bien accepter la présidence de notre thèse.

INTRODUCTION

Certaines blessures sont fréquemment suivies de l'apparition du tétanos, telles sont : chez l'homme, les plaies avec écrasement des extrémités, surtout lorsqu'elles sont souillées de terre ; chez le cheval, les blessures dites le clou de rue, etc.

Après certaines opérations on observe quelquefois cette maladie et par série d'ordinaire : la ligature du cordon chez le nouveau-né, dans quelques pays, enfin l'opération de la castration chez le cheval.

Dans les ambulances, la maladie prend parfois un caractère nettement épidémique et il semble même que les instruments et objets de pansement transportent le virus d'un opéré à l'autre.

Les exemples de contagion sont nombreux en médecine vétérinaire.

Ces faits et bien d'autres permettaient de croire que le tétanos était une maladie virulente causée par un microbe.

Carle et Rattone ont pu donner le tétanos aux lapins, en leur injectant sous la peau du pus pris dans la plaie d'un homme tétanique. Ils prouvaient ainsi que le tétanos est inoculable.

Nicolaïer donna le tétanos aux souris en leur introduisant sous la peau des fragments de terre recueillis à divers endroits. Il démontre ainsi que le germe du tétanos existe dans la terre. Pour Nicolaïer, le tétanos est causé par un bacille spécifique que l'on trouve sous forme de bâtonnet grêle dans le pus de la plaie de l'animal tétanique.

Rosenbach constate le microbe de Nicolaïer chez l'homme tétanique et fait connaître sa spore. C'est cette spore qui existe dans la terre et lui donne ses propriétés tétanigènes. Kitasato fait des cultures anaérobies pures du bacille de Nicolaïer et produit le tétanos en inoculant ces cultures aux animaux.

Knud Faber filtre sur porcelaine les cultures tétaniques,

comme MM. Roux et Yersin l'avaient fait pour la diphtérie, et trouve que le liquide privé de microbe provoque le tétanos.

Le tétanos est donc une maladie produite par une toxine élaborée par le bacille tétanique.

M. Vaillard, avec MM. Vincent et Rouget, étudie les propriétés de la toxine tétanique ; ils élucident complètement le mécanisme de l'infection tétanique. Le bacille du tétanos ne pullule jamais dans les organes, il se cultive au point où il est introduit, grâce au concours de microbes adjuvants, il y secrète son poison, qui est absorbé et détermine les contractures tétaniques.

C'est donc la toxine qui joue le grand rôle dans le tétanos.

En inoculant aux espèces animales sensibles de très faibles doses de cette toxine, on détermine à tout coup un tétanos typique et sûrement mortel.

D'après les expériences de M. Aug. Marie (1) une partie de la toxine tétanique injectée sous la peau atteint la moelle en suivant la voie nerveuse. Nous rappellerons l'expérience suivante : M. Marie résèque chez un lapin le 2e nerf cervical, le plus près possible de son émergence. Quand la plaie est complètement cicatrisée, il injecte, dans un des muscles de la patte paralysée, la dose minima de toxine qui donne le tétanos à un témoin de même poids. L'animal opéré ne prend pas la maladie.

On peut donc prévoir que l'on aura des manifestations tétaniques différentes suivant la porte d'entrée du poison.

Chez le cobaye et le lapin, la contracture indique toujours la porte d'entrée ; vient-on à inoculer la toxine dans la patte postérieure par exemple, la contracture permanente et progressive qui s'établit débutera fatalement par le membre inoculé, envahira de proche en proche le rachis, la patte postérieure opposée.

Chez l'homme et chez le cheval il n'en est pas ainsi.

Chez l'homme c'est toujours à de très rares et discutables exceptions près, par le trismus, que commence la maladie, quel que soit le lieu de pénétration du virus.

(1) *Annales de l'Institut Pasteur*, 1897, p. 592.

Chez le cheval, en quelque lieu que le poison soit introduit, soit spontanément, soit expérimentalement, c'est toujours au niveau du corps clignotant que débute la contrature; probablement parce qu'il y a chez ces êtres certains groupes nerveux plus sensibles à l'action de la toxine qui manifestent les premiers l'empoisonnement subi. Néanmoins, chez l'homme à la suite de plaies à la tête, principalement dans la région du facial, on observe un tétanos particulier, dit tétanos céphalique de Roze, caractérisé par du trismus, de la paralysie faciale du côté de la blessure, et des spasmes hydrophobiques.

Les chirurgiens ont aussi remarqué que le tétanos qui survient après les interventions abdominales et les plaies utérines, présente une allure particulière.

Dans l'année qui vient de s'écouler, MM. Roux et Borrel, en même temps qu'ils étudiaient le tétanos cérébral des animaux, ont eu l'occasion d'observer plusieurs cas de tétanos abdominal et utérin. Dans les leçons faites à l'Institut Pasteur, notamment en novembre 1898, M. Roux a insisté sur les particularités du tétanos splanchnique et expliqué pourquoi le traitement par le sérum, même injecté dans le cerveau, est presque toujours impuissant.

Les symptômes et la marche du tétanos utérin chez la femme sont d'ordinaire très spéciaux (1) : l'incubation est généralement longue, huit, dix jours et plus. Le trismus qui marque le début devient rapidement intense, puis, au bout de quelques heures, apparaît une dysphagie très spéciale ; enfin, moins de vingt-quatre heures après le début, surviennent des spasmes laryngés, des crises d'étouffement terribles, le pouls est alors très rapide, le cœur très irrégulier et la malade succombe dans un spasme, souvent moins de quarante-huit heures après l'apparition du trismus.

Au point de vue de la marche, cette forme est donc caractérisée par la longueur de l'incubation, la très courte durée de la maladie et la non généralisation de la contracture.

On peut donc prévoir que l'on obtiendra expérimentalement

(1) Ces détails nous ont été communiqués par M. Borrel.

— 12 —

des manifestations tétaniques différentes suivant la porte d'entrée du poison.

C'est ainsi que MM. Roux et Borrel en inoculant la toxine dans le cerveau ont déterminé une maladie tout à fait spéciale, qui ne ressemble en rien au tétanos produit par l'inoculation de la toxine dans les membres, nous ne reviendrons pas sur la magistrale description qu'ils en ont donnée (1).

Notre travail est un des nombreux chapitres qui font suite à ce mémoire et l'idée première leur en revient.

Pour savoir comment se comporte le tétanos du cobaye, quand on fait varier le point de pénétration de la toxine, nous avons successivement injecté le poison tétanique dans les divers viscères : testicule, cavité péritonéale, foie, rein, vessie, estomac, utérus, trachée (sans lésion), poumon, ganglion lymphatique, et nous avons constaté que, dans tous les cas, on déterminait chez l'animal un tétanos très spécial, à symptômes très caractéristiques que nous appellerons tétanos splanchnique, pour le distinguer du tétanos ordinaire avec contractures et du tétanos cérebral dont il est également tout à fait différent.

Disons tout de suite que les formes de tétanos que l'on détermine en inoculant la toxine dans les divers viscères abdominaux et dans les ganglions lymphatiques sont très voisines entre elles.

Comme il fallait expérimenter sur un très grand nombre d'animaux, nous avons exclusivement employé le cobaye, pour que toutes nos expériences puissent être comparables, et n'avons pas fait d'expériences d'inoculations chez d'autres espèces (tout en nous promettant de le faire ultérieurement).

Or, tous ces viscères, organes de la vie végétative, sont innervés principalement ou plus ou moins exclusivement au point de vue physiologique par le grand sympathique. Il semble donc très probable, à priori, qu'il existe un type général de tétanos du système nerveux sympathique à opposer au tétanos du système nerveux moteur.

(1) *Annales de l'Institut Pasteur*, p. 225. Avril 1898.

MATÉRIAUX D'EXPÉRIENCES

Dans toutes nos expériences, à moins d'indications contraires, nous avons inoculé 1/100 de c. c. de toxine tétanique liquide préparée par M. Vaillard : 1/10 de c. c. de dilution au 10ᵉ en bouillon, préparée au moment même. Pendant toute la durée de nos expériences cette toxine conservée en ampoules closes, à l'abri de la lumière, ne s'est pas sensiblement modifiée.

Cette dose de 1/100 n'est certes pas la dose minima mortelle et nous avons vu des cobayes, inoculés dans les muscles de la patte, mourir avec 1/200 et même 1/500, mais dans le 1ᵉʳ cas la mort n'est pas certaine et quoique presque aussi rapide, elle peut être tardive ; dans le second cas, ou elle est très tardive ou, et le plus souvent, l'animal survit.

En injectant un centième de centim. cube sous la peau de la patte, l'incubation et la maladie ont une marche parfaitement régulière et la mort survient presque toujours dans le même temps.

L'incubation est de 16 à 22 heures (rarement moins de 18) et la mort arrive en trois jours.

Aucun animal n'a résisté à cette inoculation.

Quand nous disons injections sous la peau, par abréviation, c'est plutôt injection dans le tissu cellulaire ou à la surface des muscles que nous devrions dire, par opposition à l'injection dans la profondeur des masses musculaires.

Dans certaines expériences le tétanos a été donné, non par l'injection de toxine, mais par l'introduction de corps étrangers chargés de spores tétaniques.

Nous avons employé des fragments d'un ongle d'un malade atteint de tétanos à la suite de l'écrasement d'un doigt de la main

(1er malade traité par injection intracérébrale de sérum et guéri).

Le plus petit fragment de cet ongle, qui nous a servi pour toutes les expériences de ce mémoire, inséré sous la peau de la patte d'un cobaye, causait sans exception, un tétanos classique entraînant d'abord la mort en quatre jours, puis, au bout de quelques passages, en quarante-huit heures.

CHAPITRE PREMIER

Tétanos splanchnique.

INOCULATIONS DANS LE TESTICULE

Technique opératoire (1). — L'animal, maintenu sur le dos par un appareil à contention, endormi à l'éther, la région rasée, savonnée et désinfectée ensuite au sublimé, on fait descendre, dans la bourse correspondante, le testicule que l'on veut injecter, en exerçant une pression sur la partie inférieure de l'abdomen. (On sait que la persistance du canal vagino-péritonéal chez le cobaye permet à cet organe de rentrer librement dans l'abdomen.) Puis, déprimant le canal vagino-péritonéal pour maintenir le testicule au dehors avec la pulpe de l'auriculaire gauche, on saisit la peau, au point le plus saillant, au moyen d'une pince à griffes tenue entre le pouce et l'index de la même main; puis, soulevant la peau, il est facile d'un coup de ciseaux de faire à ce niveau une boutonnière de 1 centim. et demi de longueur.

On sectionne ensuite les enveloppes au bistouri, ou mieux on les dilacère à la sonde cannelée en évitant soigneusement de léser l'albuginée; on peut alors énucléer le testicule au travers de cette boutonnière qui doit être plus étroite que lui. L'organe, ainsi maintenu au dehors par l'étroitesse de l'ouverture, est entouré sur les côtés de tampons de papier stérilisé. Au moyen d'une seringue munie d'une très fine canule, on injecte au centre de la masse des tubes séminifères la quantité de toxine, et tout en maintenant le testicule, on évite toute compression. Une fois l'aiguille retirée, au moyen d'une tige de fer chauffée, on brûle la surface de l'albuginée, d'abord au niveau de la piqûre, puis, à mesure que la tige refroidit, tout autour, de manière à provoquer une rétraction énergique des éléments sans les carboniser.

Cette opération a pour but, non seulement de détruire la toxine qui peut sourdre par l'orifice, mais surtout d'amener son oblitération complète et d'empêcher par suite toute sortie ultérieure de toxine. (On sait que la toxine

(1) Nous entrons dans de minutieux détails de technique opératoire, pour faciliter le travail de ceux qui voudraient répéter nos expériences.

est sûrement détruite à la température de 80°.) On pratique ainsi une inoculation dans les tubes séminifères, en cavité close.

S'il ressortait une gouttelette apparente (ce qui est exceptionnel), il faudrait la volatiliser au moyen de la tige chauffée puis brûler largement la surface. Si une trace, si minime fut-elle, de la toxine, est arrivée au contact de la paroi abdominale ou des autres enveloppes, la cautérisation à ce niveau devient illusoire; il faut donc éliminer l'animal et le mettre de côté pour constater que dans ce cas on aura *certainement* des lésions asymétriques mixtes de tétanos testiculaire et musculaire. L'animal présentera avec un retard plus ou moins considérable, vu la petite quantité de toxine absorbée, tous les signes du tétanos musculaire: contracture de la patte correspondante et de la paroi, etc..., et ce n'est que plus tard, vu la différence de longueur d'incubation, que surviennent les symptômes d'inoculation viscérale: et cependant la dose de toxine qui a pénétré dans les muscles est infime par rapport à l'injection testiculaire.

Début. — Le début se manifeste d'ordinaire par un tremblement spécial, sorte de frémissement vibratoire généralisé. Ce symptôme, d'ordinaire le premier en date, peut être plus ou moins net, mais ne fait à peu près jamais défaut.

Au bout de quelques heures, si on saisit l'animal, les pattes se raidissent perpendiculairement au corps. Les pattes *antérieures* sont d'abord seulement intéressées par le spasme, puis, quand la maladie est plus avancée, les quatre pattes se raidissent simultanément, mais les postérieures sont toujours moins nettement contracturées.

Si on laisse tomber l'animal d'une hauteur de 20 à 30 centim., il touche le sol par l'extrémité des pattes qui se raidissent d'autant plus, et rebondit sur le sol. La démarche, la respiration sont alors très modifiées.

Période d'état. — ATTITUDE.— Les symptômes *sont toujours symétriques.* Par moments, le cobaye paraît normal, mais le plus souvent il est assis sur le siège, les pattes postérieures non repliées comme d'ordinaire, mais plus ou moins fléchies; les pattes antérieures en extension complète, sont portées en avant, l'animal semblant arc-bouté sur les pattes antérieures, la tête haute, le museau très élevé, le regard anxieux et craintif, la tête projectée en avant à chaque respiration, les ailes du nez dilatées. Si l'animal dont la dyspnée augmente fait quelques pas dans sa cage, les pattes s'étendent brusquement, puis, après quelques pas, il r ste figé sur les quatre pattes en extension, complète pour les antérieures, plus ou moins complète pour les postérieures, le dos d'ordinaire voûté rappelant l'attitude d'un cheval de bois. Il reste ainsi plusieurs minutes, et plus, pour revenir insensiblement à l'attitude précédente.

RESPIRATION. — D'ordinaire très rapide, la respiration devient de plus en plus irrégulière, superficielle, surtout abdominale. La dyspnée qui est constante et continuelle augmente par moments sans cause appréciable ; le moindre mouvement spontané l'exagère ainsi que les plus faibles attouchements qui peuvent provoquer une syncope mortelle.

Par moments, l'animal fait une brusque et profonde inspiration s'accompagnant d'un sifflement laryngé strident; parfois cette inspiration brusque, qui semble causée par un spasme du diaphragme, rappelle tout à fait le hoquet. Enfin on peut constater une suite de respirations de plus en plus rapides et superficielles auxquelles succèdent des respirations de rapidité décroissante, rappelant le type de Cheyne-Stokes.

FRÉMISSEMENT VIBRATOIRE ET SPASME PERPENDICULAIRE. — Quand on saisit l'animal en passant la main sous le ventre, on perçoit un tremblement généralisé, sorte de frémissement vibratoire, à oscillations d'abord très courtes, sèches et vibrantes, qui le plus souvent cesse au bout de quelques secondes. D'autres fois cependant l'amplitude des oscillations augmente et la crise se termine par quelques convulsions cloniques.

Quand on saisit ainsi l'animal, surtout à une période un peu plus avancée de la maladie, les pattes restent immobiles, contracturées, en extension complète, perpendiculaires au corps.

Pendant cette crise de contracture spasmodique, il est possible, quoique avec plus ou moins de difficulté, de fléchir les articulations. Au bout de quelques secondes, l'animal est pris de convulsions cloniques des pattes accompagnées de soubresauts généralisés, puis reste sous la main *complètement flasque*, asphyxiant, cyanosé. Même pendant ces crises, le rachis et l'abdomen restent souples.

REBONDISSEMENT. — Si on élève le cobaye de 20 à 30 centim. du sol et qu'on le laisse retomber sur les pattes, il rebondit sur les extrémités contracturées, en extension, comme les animaux en caoutchouc qui servent de jouets aux enfants.

Certains, très raides, peuvent rebondir deux et même trois fois de suite sans qu'on les ait à nouveau soulevés, puis restent ainsi figés, en attitude de cheval de bois, le dos voûté ; d'autres fois ils font quelques pas, puis tombent, et après quelques convulsions cloniques restent complètement flasques.

EXCITATIONS. — Quand on pince le cobaye, où qu'on met au contact de la peau, dans la région rachidienne principalement, un corps très chaud ou très froid, on peut quelquefois, mais rarement, provoquer des spasmes de contracture.

DÉMARCHE. — La démarche est très caractéristique ; mais d'ordinaire l'animal évite les mouvements, il faut le pousser, et souvent à plusieurs reprises, avant de le mettre en train. On le voit alors avancer rapidement, très haut sur pattes, souvent le dos voûté, marchant automatiquement sur l'extrémité des pattes en extension, comme un jouet mécanique. Le caractère impulsif de cette démarche est curieux ; vient-on à placer un objet sur la ligne droite qu'il suit, il ne l'évite pas mais vient buter contre, et tombe en convulsions. Si la marche n'est pas entravée, il tombe bientôt à bout de forces sur le côté, les pattes étendues en spasme perpendiculaire ; puis, après quelques convulsions, reste complètement flasque et asphyxiant ; quelquefois il s'arrête brusquement après quelques pas, le faciès anxieux, cyanosé, en proie à une dyspnée souvent extrême.

TRISMUS. — Le trismus est très fréquent, surtout à la fin de la maladie, mais il n'est pas constant.

En le recherchant chez un animal dont les mâchoires étaient complètement souples, nous l'avons souvent provoqué brusquement, de même nous l'avons vu disparaître tout à coup après des tentatives faites pour ouvrir la mâchoire ; il s'agit donc là d'un véritable spasme pouvant durer de quelques minutes à plusieurs heures.

Dans certains cas où le trismus est très intense et où il est à peu près impossible d'écarter les maxillaires, il survient tout à coup un grand bâillement spasmodique qui distend au maximum la bouche, et le trismus cesse tout à fait, ou reprend aussitôt plus énergique qu'avant.

Les muscles des lèvres et de la face, des oreilles, et des globes oculaires ne sont jamais intéressés.

L'animal se retourne d'ordinaire assez facilement si on le met sur le dos, mais parfois il reste figé, les quatre pattes en l'air, spasmodiquement contracturées en extension, puis après quelques convulsions, reprend sa souplesse et se remet sur ses pattes.

Température. — Pendant l'incubation la température s'élève d'un degré à un degré et demi, elle s'abaisse à l'apparition des symptômes. (Chez les animaux inoculés dans la patte, l'ascension de température continue après l'établissement des contractures.)

Quelquefois cet abaissement précède les premières manifestations de la maladie et permet d'affirmer que l'animal sera bientôt pris.

Cœur. — Les battements du cœur semblent très accélérés, mais il faudrait, tant est rapide normalement le cœur du cobaye, employer des procédés précis de numération des battements.

Urines. — La miction ne semble pas modifiée dans sa fréquence, comme cela s'observe dans le tétanos cérébral, chez le lapin par exemple.

Le *testicule inoculé* n'est pas particulièrement douloureux, on ne constate aucune modification de consistance ou de volume.

Terminaison. — L'agonie peut s'établir progressivement, mais d'ordinaire elle survient brusquement à la suite de mouvements spontanés et surtout de mouvements provoqués : marche ou prise de température.

Le cobaye est couché sur le côté, les pattes en extension sont complètement souples dans certains cas, la vie ne se manifeste pendant plusieurs heures, que par la respiration ; l'animal restant flasque et insensible à tout. La respiration est très irrégulière, très rapide, la dyspnée est extrême, s'accompagnant de cyanose des lèvres et des ailes du nez qui se dilatent avec effort à chaque inspiration.

Le rythme de Cheyne-Stokes, déjà noté pendant la période d'état, est encore plus fréquent pendant l'agonie.

Les *frémissements vibratoires* et les *spasmes de contracture* perpendiculaire des pattes, ne peuvent plus être provoqués. Cependant on peut encore constater le trismus avec des interruptions pendant lesquelles se produisent de grands bâillements spasmodiques.

L'animal ne réagit plus à aucune excitation et le plus souvent le réflexe cornéen est complètement aboli, quelquefois même plusieurs heures avant la mort.

La température s'abaisse avec rapidité, jusqu'à 35 et 34 degrés. Chez un animal qui marquait 38°,4 avant l'inoculation, elle est descendue, peu avant la mort, à 32°,4. Jamais nous ne l'avons vue remonter après la mort.

Très fréquemment pendant l'agonie, l'animal rend par la bouche, sans aucun effort, un liquide porracé, clair, sans débris alimentaires, de couleur jaune verdâtre.

La mort survient d'ordinaire sans aucune réaction, par arrêt de la respiration. On constate très souvent la mort subite par syncope, à la suite d'une manipulation quelconque.

L'animal meurt presque toujours complètement flasque, très

rarement en spasme de contracture avec pattes perpendiculaires.

Marche. — La description des symptômes correspond à l'injection de 1/100 de c.c. de la toxine employée.

Les *premiers symptômes* apparaissent rarement avant quarante-huit heures.

La *mort* cependant survient aussi rapidement et souvent plus tôt même que chez les animaux inoculés sous la peau avec même dose et chez qui la contracture est très marquée déjà après 18 heures. On voit par suite, avec quelle rapidité évolue la maladie.

Ajoutons de plus que pendant plusieurs heures les signes sont fugaces, très difficiles à constater. Ils ne rappellent *en rien* le début du tétanos musculaire; l'expérimentateur et le clinicien qui connaissent le mieux le tétanos, ne porteraient jamais le diagnostic de cette maladie en voyant un de ces animaux, *à quelque période que ce soit*, et ne penseraient même pas à cette affection s'ils n'étaient prévenus.

Ajoutons que, *chez le même animal*, les symptômes ne sont à peu près jamais constants : tel symptôme très nettement constaté est impossible à provoquer quelques minutes après, puis réapparaît plus tard. C'est ainsi qu'on percevra très nettement le frémissement vibratoire en saisissant pour la première fois le cobaye après une période de repos, et quelques instants après, en le prenant de nouveau il est impossible de constater le moindre frémissement.

De même pour la contracture spasmodique, d'ordinaire très caractéristique qui, mise en évidence de la façon la plus nette à un moment, ne pourra être provoquée peu après.

Nous n'avons jamais vu la contracture persister.

Il faut donc rechercher avec soin les symptômes et surveiller sans cesse les animaux.

Forme aiguë. — Lorsqu'on inocule un animal avec une dose plus forte de toxine 1/50 ou 1/25 de c.c., l'incubation est raccourcie de quelques heures seulement, mais après l'apparition des premiers symptômes, la mort survient avec une extrême rapidité.

L'animal est comme sidéré dès le début et les signes sont les mêmes mais bien moins nets, toujours symétriques ; jamais de on ne constate de contracture persistante.

Forme lente. — Si l'on a injecté au contraire une plus faible dose de toxine, ou mieux, si à un cobaye inoculé avec 1/100 de c. c. on a pratiqué une injection de sérum insuffisante ou trop tardive pour le guérir, mais capable cependant de retarder la marche de la maladie, les symptômes sont les mêmes mais plus caractérisés encore. C'est dans ce cas en particulier que l'on constate avec une netteté extraordinaire le frémissement vibratoire, l'aspect de cheval de bois, la démarche saccadée, impulsive, automatique, la contracture spasmodique perpendiculaire des pattes, qui peut alors persister bien plus longtemps, sans être jamais permanente. Ces animaux restent souvent pendant une heure et plus figés sur l'extrémité des pattes raidies, le dos voûté, ressemblant à de vrais jouets inanimés. Quand la maladie dure longtemps, l'amaigrissement devient extrême (1) et quoique le trismus ne soit jamais permanent, l'animal ne mange plus, souvent plusieurs jours avant la mort. Pendant la fin de la maladie l'animal rend par la bouche, sans effort, un liquide limpide, jaune verdâtre clair. Une diarrhée plus ou moins fétide de couleur ocre jaune s'établit. A l'autopsie on trouve l'estomac rempli de suc gastrique verdâtre, l'intestin grêle dépourvu de

(1) TESTICULE. — *Série I.* — Cobaye mort en sept jours ; perte de poids : 230 grammes (760/530). Cobaye mort en six jours et demi ; perte de poids : 155 grammes (515/360)

TESTICULE. — *Série II.* — Cobaye mort en sept jours ; perte de poids : 80 grammes (595/415).

matières, le gros intestin distendu par des gaz rempli de liquide diarrhéique spumeux.

Forme mixte. — Si on inocule en même temps la toxine dans le testicule et dans un muscle, ou si en inoculant dans le testicule, on laisse une trace de toxine arriver au contact du muscle, on obtient une forme mixte dans laquelle les symptômes sont superposés.

Les phénomènes dépendant de l'injection viscérale ne sont pas accélérés par cette superposition et apparaissent bien après la contracture, la mort ne survient pas plus tôt.

INJECTION DANS LE PÉRITOINE

Technique opératoire. — Dans la première série d'expériences, nous avons injecté la toxine au moyen d'une canule double. Nous traversons d'abord la peau rasée et désinfectée puis le plan musculaire et péritonéal au moyen d'une canule assez courte (bouillie après chaque inoculation). Cette piqûre doit être faite latéralement de façon à constater plus facilement le tétanos local s'il se produit. Puis, par la lumière de cette canule, nous faisons pénétrer dans la cavité abdominale une canule mousse de 1 cent. 1/2 plus longue par laquelle nous faisons l'injection, nous retirons d'abord la canule intérieure.

En opérant ainsi nous étions certain de ne pas déposer directement de toxine au niveau du trou de l'aiguille, et cependant plusieurs fois nous avons constaté un tétanos musculaire local de la paroi apparaissant bien avant les symptômes péritonéaux et très probablement dû à l'absorption de la toxine mélangée à l'exsudat péritonéal qui sortait par l'orifice d'inoculation, car la plus petite quantité de poison tétanique suffit à donner une contrac-ture localisée.

Dans les autres expériences nous avons réussi à éviter la contracture locale en nous servant d'une aiguille simple, très fine qui ne fait pas de blessure appréciable en traversant la paroi. Avant de retirer l'aiguille, nous la lavons en injectant 2 centim. cubes d'eau stérilisée.

Symptômes. — Les symptômes principaux sont ceux que nous avons décrits à propos du tétanos testiculaire (1), mais les troubles respiratoires et l'abaissement de la température sont encore plus accentués.

L'incubation est, dans la majorité des cas, plus longue encore.

Dans la période d'état de la maladie, le cobaye est assis sur le train postérieur demi-fléchi, arc-bouté sur les pattes antérieures en extension complète et portées en avant; à chaque respiration, l'expression anxieuse du facies manifeste l'angoisse résultant de la dyspnée. Par moments, celle-ci est si intense que l'animal s'élance en avant la tête haute, la bouche largement ouverte semblant se précipiter à la recherche de l'air qui lui fait défaut.

La respiration, accélérée au début, se relentit bientôt, elle est surtout abdominale et devient très lente et embarrassée. Parfois elle s'arrête tout à fait pendant un instant, et l'animal peut succomber dans l'une de ces pauses causées d'ordinaire par un mouvement spontané ou provoqué.

L'inspiration, beaucoup plus longue et plus pénible que l'expiration, est fréquemment accompagnée d'un bâillement spasmodique qui distend tous les muscles de la face pendant que les paupières se ferment complètement pour se rouvrir pendant l'expiration; chez quelques animaux ces bâillements sont incessants.

Le type de Cheyne-Stokes particulier que nous avons constaté dans la forme testiculaire est plus fréquent encore et s'accompagne d'une pause respiratoire complète.

Notons le frémissement vibratoire des muscles qui peut aboutir à des convultions cloniques, le hoquet avec brusque contraction du diaphragme accompagnée d'un bruit laryngo-trachéal strident.

Le trismus est plus rare que dans la forme testiculaire, mais présente les mêmes caractères transitoires.

Enfin, très souvent pendant tout ou partie de l'agonie, on cons-

____

(1) Pour abréger, nous désignerons désormais la maladie par le nom de l'organe qui a reçu la toxine.

tate des mouvements rythmés assez lents, symétriques et simultanés des quatre pattes.

Tout mouvement provoqué accélère la marche de la maladie.

La température, au moment de l'agonie, peut descendre de 11 et même 12 degrés au-dessous de la température initiale.

A l'autopsie, on ne constate jamais la moindre réaction péritonéale.

INOCULATIONS DANS LE FOIE

Technique opératoire. — Nous sectionnons la peau transversalement au niveau de la base de l'appendice xiphoïde sur une largeur de 2 centim., puis saisissant la pointe de l'appendice, nous la soulevons pour le sectionner à la base. D'un coup de ciseau de chaque côté, et tout en soulevant pour éviter de blesser les viscères, on prolonge l'incision de la paroi musculaire en suivant le rebord costal, on saisit alors les deux lèvres de la plaie transversalement au moyen de deux pinces à forcipressure qui servent d'écarteur.

Si l'on saisit entre les mors d'une pince à forcipressure le ligament suspenseur, sur la plus grande largeur possible, au ras du foie, il devient très facile d'introduire, auprès du ligament ainsi soutenu, l'écharde saisie entre les branches pointues d'une pince fixe, ou l'aiguille de la seringue.

On peut le faire moins sûrement en soutenant la face inférieure du foie au moyen d'une spatule, mais si le foie n'est pas maintenu, il est à peu près impossible de faire pénétrer le corps étranger, et même difficile d'introduire une aiguille où et comme on veut.

L'écharde ainsi portée assez profondément, loin des gros vaisseaux, ne ressort jamais. Il se produit une légère hémorrhagie qui, dans le cas d'injection de toxine, entraîne une partie de celle-ci et provoque du tétanos de la paroi abdominale (1).

De plus, il est bien possible qu'une partie de la toxine injectée dans un organe aussi vasculaire que le foie pénètre dans le sang.

Nous ne décrirons pas le tétanos qui suit l'introduction d'une écharde ou l'injection de toxine dans le foie. Les *symptômes* et la *marche* sont semblables à ceux que nous avons déjà exposés longuement à propos du tétanos testiculaire.

(1) Nous avons essayé vainement l'emploi de divers artifices pour prévenir cette complication : fer rouge, gélatine, collodion, chlorure de calcium, etc.

Lorsque l'infection est produite au moyen de l'écharde, autour de celle-ci il existe une sorte de coque de deux millimètres d'épaisseur environ, à contour diffus, à paroi non ramollie, de couleur blanc sale. En raclant cet enduit, on voit qu'il renferme peu de leucocytes, de nombreuses cellules hépatiques dégénérées, des granulations, de nature graisseuse, qui se colorent en noir par l'acide osmique. En traitant par ce réactif, ou voit de nombreuses gouttelettes de matière grasse extra-cellulaires. Le noyau des cellules dégénérées prend énergiquement la matière colorante, et son contour est très diffus.

Dans ce foyer on reconnaît de longs bacilles prenant le Gram dont certains présentent une spore ronde terminale. Ce sont les bacilles tétaniques qui se rencontrent principalement auprès de la surface du foie, ils sont accompagnés d'autres espèces apportées par l'écharde qui ne se répandent pas au dehors du foyer. Pas de microbes dans le sang ni dans la rate.

Jamais de péritonite généralisée. Souvent quelques fines membranes au niveau de la plaie hépatique.

Une de ces échardes, inoculée peu après dans la patte d'un cobaye, lui a donné un tétanos musculaire classique.

INOCULATIONS DANS LE REIN

Ce que nous avons dit à propos du foie peut s'appliquer au rein, organe également très vasculaire.

Technique opératoire. — L'animal est maintenu couché sur le ventre. On passe la main sous la paroi abdominale et à travers la paroi on soulève le rein en le portant en bas, en dehors et en arrière. On incise sur la saillie ainsi formée en dehors de la masse sacro-lombaire sans arriver jusqu'au rein ; on dilacère ensuite le plan musculaire au moyen de la sonde cannelée de manière à former une boutonnière à travers laquelle on énuclée le rein (1).

(1) Cette technique est très analogue à celle employée par M. Borrel dans ses expériences sur la tuberculose du rein. (*Annales Institut Pasteur*, 1894, p. 65.)

On constate d'ordinaire une congestion marquée et une dilatation de tout le sytème périrénal dont les vaisseaux sont gorgés de sang noir du côté inoculé seulement. L'atmosphère graisseuse périrénale prend une teinte rouge plus ou moins vive.

Nous avons de même trouvé des bacilles tétaniques au contact et au voisinage ne l'écharde.

Aucune modification appréciable de l'urine. Pas d'hématurie.

INJECTIONS DANS LA VESSIE

1° *Dans la paroi vésicale*.

Technique opératoire. — Des plus simples, on pratique une incision longitudinale de 3 centim. partant de la symphyse publenne : on saisit la vessie en haut de la face antérieure au moyen d'une pince à griffes fines à mors larges et on la tend.

Le seul temps délicat consiste à inoculer la toxine au moyen d'une fine aiguille introduite auprès des mors de la pince et glissée dans l'épaisseur de la musculeuse parallèlement à la surface.

Lorsque l'injection est bien faite, on voit par transparence se former une petite boule d'œdème dans l'épaisseur du tissu à l'extrémité de l'aiguille.

Le trajet doit être assez long (1 1/2 à 2 centim.) pour qu'aucune trace de toxine ne puisse ressortir. On pratiquera ensuite la cautérisation avec un fer rouge qui rétracte le tissu et oblitère l'orifice (comme pour le testicule).

Les *symptômes* sont les mêmes que dans la forme testiculaire, mais chez ces animaux nous avons observé les mouvements rythmés alternants des quatre pattes, rares dans cette forme.

Nous n'avons noté aucune modification dans la miction ni incontinence d'urine, ni fréquence de l'émission par exemple, qui permit cliniquement de penser qu'il y avait contracture spasmodique ou permanente du muscle vésical.

Il serait intéressant d'injecter la toxine tétanique dans la paroi de la vessie chez des animaux dont le muscle vésical est plus développé.

Dans chaque cas la vessie était très rétractée, globuleuse, présentant au niveau du trajet d'injection une ligne d'aspect blanchâtre scléreux. Dans la vessie quelques gouttes d'urine boueuse très épaisse, blanchâtre, pas de sang.

2° *Injections dans la cavité vésicale.*

Nous pratiquons le cathétérisme de la vessie sur les femelles au moyen d'une petite sonde en verre à extrémité lisse. Une fois l'urine sortie nous adaptons au pavillon de cette sonde, maintenue en place, un petit tube de caoutchouc qui la relie à une seringue graduée ; nous pouvons ainsi instiller dans la cavité vésicale une dose connue de toxine pure ou diluée.

Nous avons ainsi instillé, à 3 animaux, 1/20, 1/10 et 1/5 de c.c. de toxine étendus de dix volumes de bouillon.

Ces animaux, encore vivants et bien portants, n'ont présenté aucun symptôme.

Aucun trouble apparent dans la miction, pas d'hématurie, pas de douleur locale, etc.

Nous avons recommencé l'expérience en instillant 5, 10 et 20 gouttes de toxine pure. Le résultat a été complètement négatif

INJECTIONS DANS LA PAROI DE L'ESTOMAC

Technique opératoire. — Nous incisons la paroi parallèlement au bord costal gauche, à 1 centim. au-dessous de ce rebord en partant de l'appendice xiphoïde, sur une étendue de 3 à 4 centim.

L'injection se fait exactement de la même manière que pour la vessie.

Comme nous le disions à ce propos, il faut suivre la formation de la boule d'œdème intra-pariétale sans quoi, comme cela nous est arrivé une fois, l'injection peut être faite dans la cavité stomacale et dans ce cas l'animal ne présentera aucun symptôme.

Quand la toxine est injectée dans la paroi stomacale les *symptômes* et la marche sont les mêmes que dans la forme testiculaire.

Dans les cas que nous avons observés les animaux ont présenté à l'agonie cette régurgitation verdâtre, sans effort, très fréquente dans la forme testiculaire du reste.

L'estomac vide renferme un suc gastrique visqueux. Les tuniques ont l'aspect normal.

Nous n'avons pu retrouver le trajet de l'injection.

INJECTIONS DANS LA PAROI UTÉRINE

Technique opératoire. — Même incision que pour la vessie.

En arrière de cet organe, on rencontre l'utérus qui, chez le cobaye, est bifide.

Saisissant le corps de l'organe entre les deux branches de bifurcation au moyen d'une pince à griffes, on pratique l'injection comme pour la vessie en le soulevant et l'attirant au dehors.

Les symptômes sont ceux du tétanos splanchnnique, déjà décrits (1).

A l'autopsie, l'utérus est légèrement rétracté, le trajet de l'injection peut être reconnu à sa teinte blanchâtre, à son aspect lisse et sclérosé.

La cavité paraît normale.

(1) Nous avons vu par deux fois — dans un cas il s'agissait d'une inoculation intrarachidienne, dans l'autre d'une inoculation intracarotidienne, modes d'inoculation qui provoquent des symptômes très différents, — nous avons vu ces animaux présenter les manifestations les plus caractéristiques du tétanos viscéral à la suite d'un avortement survenu peu de temps après l'inoculation de la toxine. Il semblerait que la muqueuse utérine, très lésée dans chacun de ces deux cas, ait absorbé la toxine entraînée par les liquides de l'organisme et non encore fixée au moins en totalité.

INJECTIONS DANS LA TRACHÉE

Technique opératoire. — On pratique une incision de 3 centim. partant de la poignée du sternum.

Le bistouri employé seulement pour inciser la peau est remplacé ensuite par la sonde cannelée, au moyen de laquelle on écarte et dissocie les muscles.

On passe ensuite la sonde cannelée transversalement sous la trachée, ce qui l'immobilise et évite les lésions causées par les pinces à griffes ou le crochet.

On injecte alors, le plus bas possible au moyen d'une très fine canule, la toxine dans la trachée. On cautérise ensuite au fer rouge. La canule est bouillie après chaque injection.

Nous n'avons jamais noté le moindre trouble consécutif à l'injection, et les muscles du cou n'ont jamais présenté trace de contracture.

Dans une 1re série d'expériences, nous avons ainsi injecté dans la trachée 1/100 de c.c. de toxine. Un animal a été conservé comme témoin, 3 autres ont été traités par injection sous-cutanée de sérum : six, douze et vingt-quatre heures après.

Un témoin injecté dans la patte est mort dans les délais ordinaires, même plus rapidement (cinquante-quatre heures).

Le témoin intra-trachéal qui n'avait présenté aucun symptôme appréciable jusqu'au soir du 6e jour après l'inoculation, est mort dans la nuit du 6e au 7e jour.

A la nécropsie nous constatons les lésions ordinaires et de plus les deux poumons hépatisés en totalité.

Les animaux traités six et douze heures après l'inoculation n'ont manifesté aucun symptôme. L'animal traité au bout de vingt-quatre heures, est resté bien portant pendant une semaine, puis il a présenté brusquement des signes d'asphyxie en même temps que de gros râles trachéaux qui s'entendent à distance, il végète ainsi pendant deux jours, très amaigri, puis meurt après avoir présenté des symptômes assez nets de tétanos viscéral.

Dans les deux cas le suc pulmonaire renfermait nombre de microbes. Il y avait donc eu une infection des poumons qui ne s'est pas manifestée chez les animaux traités à temps. Cette infection, analogue à celle que l'on observe après la section des pneumogastriques, s'explique, peut-être, par l'action de la toxine sur les terminaisons de ces nerfs.

Dans une autre série d'expériences, nous avons injecté dans la trachée de 3 animaux des doses plus fortes, soit 1/10, 2/10 et 5/10 de c. c. de toxine pure.

De même nous n'observons aucun phénomène consécutif immédiat.

Nous assistons alors au tableau le plus typique du tétanos viscéral, la dyspnée est extrême, l'inspiration bien plus longue que l'expiration, mais quoique bien plus accentués, les symptômes respiratoires sont les mêmes que dans la forme péritonéale. Cette dyspnée est tellement intense que souvent l'animal se met à courir sur l'extrémité des pattes raidies, la bouche ouverte, le nez au vent, semblant rechercher l'air qui lui manque, puis s'arrête brusquement cyanosé, pris d'un bâillement convulsif, et en proie à l'asphyxie la plus intense.

Nous voyons donc que tandis que les épithéliums digestif et vésical semblent former une barrière à peu près infranchissable à la toxine, il n'en est pas de même pour l'épithélium de revêtement des voies respiratoires.

A l'autopsie, la muqueuse de l'arbre trachéo-bronchique est assez rouge. Dans le poumon, disséminés irrégulièrement, on rencontre des noyaux de congestion pulmonaire, formant le plus souvent manchon à une bronche, ou semblant appendus à son extrémité macroscopique comme une poire à la queue qui la supporte.

Nous avons dans chaque cas examiné le suc pulmonaire (évitant, en le recueillant, de racler les bronches apparentes) et n'avons trouvé aucun microbe.

Le raclage de ces poumons, ensemencé sur gélose, est resté stérile.

INJECTIONS DANS LE PARENCHYME PULMONAIRE

Technique opératoire. — Des plus simples : au moyen d'une très fine aiguille bouillie après chaque intervention et montée sur la seringue qui contient la toxine diluée, nous traversons le sixième ou septième espace intercostal droit (1 centim. 1/2 environ au-dessus du rebord costal), à égale distance du sternum et du rachis, puis nous faisons pénétrer l'aiguille de 1 centim. 1/2 en la dirigeant légèrement de bas en haut pour éviter le dôme diaphragmatique.

En pratiquant cette injection avec une solution colorée, on constate que le liquide produit une boule d'œdème peu diffuse intra-parenchymateuse sans ressortir tant soit peu dans la cavité pleurale.

Symptômes. — Nous avons inoculé d'abord des animaux pour étudier les symptômes qui sont absolument les mêmes que dans le cas d'injection d'une forte dose de toxine dans la trachée. Plus encore que dans les autres formes viscérales, la contracture spasmodique des membres est accentuée du côté des pattes antérieures et débute par elles. Enfin on note presque constamment une contracture de la paroi thoracique du côté de l'injection, se manisfestant sous forme d'une dépression en coup de hache des espaces intercostaux, immédiatement voisins du point d'inoculation et probablement causée par l'absorption d'une trace de toxine par le trajet de l'injection.

Mais l'inoculation ainsi pratiquée est plus redoutable que l'inoculation intratesticulaire ou sous cutanée.

INOCULATIONS DANS LES GANGLIONS

Il est à peu près impossible d'inoculer chez le cobaye, la toxine tétanique dans un ganglion sain. La chose devient facile lorsqu'un état pathologique fait considérablement augmenter le volume de cet organe, les ganglions tuberculeux conviennent bien pour cette expérience.

Technique opératoire. — Il faut choisir un ganglion volumineux mais non adhérent à la peau autant que possible, et surtout rejeter tout ganglion ouvert à l'extérieur.

La peau incisée, le ganglion isolé et entouré de papier stérilisé, on pratique l'injection au centre, au moyen d'une fine aiguille. Souvent il ressort une gouttelette, très minime il est vrai, et que l'on volatilise et détruit aussitôt au moyen du brûle-peau. Mais le tissu du ganglion formant une coque parcheminée, ne se rétractant pas sous le fer chaud comme l'albuginée du testicule, le trajet de l'aiguille semble rester toujours plus ou moins perméable, Ce qui le prouve, c'est la facilité avec laquelle se produit la contracture des muscles (1) tandis qu'avec une écharde, nous avons déterminé chaque fois le tétanos viscéral typique.

Les symptômes sont ceux du tétanos viscéral.

A l'autopsie on ne constate aucune modification du ganglion à la coupe.

En général, les vaisseaux qui s'y rendent et en partent sont très congestionnés et forment une couronne vasculaire de couleur violacée s'irradiant autour de l'organe.

Les tubercules ne semblent pas modifiés.

(1) Nous avons essayé plusieurs fois sans succès divers artifices pour éviter cet inconvénient : trajet parallèle à la surface, ponction préalable du ganglion pour diminuer la tension, collodion, etc., et éliminé dès l'inoculation plusieurs animaux dont les tissus voisins du ganglion avaient été contaminés en opérant.

Pour savoir si le contenu caséeux du ganglion tuberculeux avait une action sur la toxine nous avons inoculé le mélange de la dose mortelle de toxine et du contenu caséeux d'un et même deux gros ganglions soigneusement trituré et laissé en contact pendant une heure.

Deux animaux inoculés ainsi ont présenté la même longueur d'incubation et sont morts en même temps que le témoin.

CHAPITRE III

Injections de toxine dans d'autres organes.

INJECTIONS DANS LA MOELLE ÉPINIÈRE

La moelle chez le cobaye occupant presque toute la lumière du canal rachidien, il est fort difficile de la mettre à nu et d'injecter purement la toxine dans les régions cervicales et dorsales sans qu'il en résulte des paralysies qui masquent les symptômes tétaniques.

Nous avons introduit la toxine dans la queue de cheval, ce qui est facile sans produire aucun trouble opératoire.

Technique opératoire. — L'animal maintenu couché sur le ventre, on pratique une incision longitudinale de 3 cent. au niveau des dernières vertèbres sacrées et des premières vertèbres coccygiennes.

Le milieu de cette incision correspond assez exactement à la partie moyenne de la ligne qui joint la tubérosité de l'ischion à l'épine iliaque postérieure et supérieure. On peut facilement avec le doigt sentir ces points de repère.

On sectionne les muscles au ras des vertèbres de chaque côté puis on insinue la sonde cannelée au niveau de la grande échancrure sciatique, à la hauteur du grand trochanter ou un peu au-dessous, d'abord en suivant la face externe du sacrum, puis sa face antérieure en la rasant immédiatement, puis la face externe du côté opposé, ressortant ainsi par l'échancrure sciatique opposée. On peut alors, au moyen de cisailles coupantes sectionner transversalement le rachis sans craindre la blessure du rectum qui lui est accolé ; abaissant l'extrémité détachée du rachis on aperçoit le canal médullaire à peine assez large pour laisser pénétrer l'aiguille.

Nous introduisons une très fine aiguille, puis quand elle est enfoncée d'un centimètre environ, nous poussons l'injection tout en continuant de la faire pénétrer jusqu'à 2 ou 4 centimètres au dessus de la section.

Dans le premier cas on injecte en plein dans le renflement lombaire, dans le second cas on dépasse sa limite supérieure.

Sur plusieurs cadavres, nous avons ainsi pratiqué l'injection avec une solution colorée et constaté, en sectionnant les vertèbres, que la presque totalité reste dans la moelle qui, chez le cobaye, à ce niveau, remplit exactement le canal, mais une minime partie passe toujours dans le canal rachidien sans toutefois jamais ressortir par l'orifice de section qui est complètement obturé par la cautérisation.

En effet, après avoir poussé l'injection, nous brûlons la surface de section au moyen du fer chaud pour amener la rétraction des tissus.

Les symptômes et la marche du tétanos ainsi provoqué ne ressemblent en rien à ceux obtenus en injectant la toxine dans le canal rachidien.

Quoique la toxine soit portée ici directement dans les centres nerveux, l'incubation est sensiblement la même que dans le cas d'inoculation sous-cutanée, et la mort survient à peu près dans le même temps.

Peu après le début de la maladie, l'aspect du cobaye est très caractéristique. Le rachis, parfaitement souple, est courbé en avant.

L'animal fait le gros dos, le bassin est presque vertical, les pattes raides par contracture *permanente*, les cuisses très écartées du tronc, les jambes étendues, les pieds souples.

Pas de frémissement vibratoire quand on le saisit.

Plus tard la courbure dorsale disparaît en même temps que la colonne lombaire devient raide. On peut constater un léger opistothonos de la région inférieure du rachis dans certains cas. Le siège aplati est à terre, les cuisses encore plus écartées du tronc, les jambes, étendues en contracture permanente, donnent un peu à l'animal l'aspect d'une grenouille.

Les pattes antérieures sont légèrement raidies, mais elles peuvent se mouvoir et l'animal s'en sert pour avancer et traîner ses pattes postérieures immobiles, à l'exception des doigts de pieds qui s'agitent encore. Les convulsions sont, le plus souvent spontanées, par crises durant 6 à 10 secondes. Un pincement, le contact d'un objet très chaud ou très froid, principalement quand ce contact porte au niveau de la région rachidienne inférieure, ne provoquent que rarement des crises convulsives.

Celles-ci débutent par un tremblement fibrillaire des pattes postérieures, dont les oscillations vont en croissant et aboutissent à quelques soubresauts cloniques du train postérieur, dont les pattes tendent à se porter en extension.

Puis, alors que le train postérieur a repris son attitude primitive, les pattes antérieures sont à leur tour secouées par deux ou trois convulsions cloniques.

Pas plus que dans le tétanos musculaire, nous n'avons constaté de trismus.

Peu après l'injection de la toxine, une demi-heure et même un quart d'heure après, nous avons noté *presque* constamment un abaissement notable de température. Cet abaissement s'accentue peu à peu et peut atteindre deux degrés, puis la température remonte doucement à la normale en quelques heures. Cette hypothermie est surtout marquée dans la partie inférieure du rectum. Si l'on prend la température en même temps par exemple à 5 et à 8 centim. de la marge de l'anus, on voit que la température peut être à peine abaissée dans la partie profonde alors que l'hypothermie devient considérable dans la dernière partie du rectum. On ne peut cependant pas, dans le cas présent, incriminer l'anesthésie. Nous avons bien souvent remarqué (le fait est peut-être connu) que lorsqu'on endort *à fond* un cobaye, la température rectale s'abaisse considérablement pour revenir à la normale dès le réveil. Or, nos animaux étaient seulement étourdis par l'éther et dans ces conditions il n'y a pas d'abaissement de température.

De plus, nous ferons remarquer que l'injection de quantités doubles ou triples de bouillon ou de toxine chauffée, n'a produit que très rarement un abaissement de température insignifiant.

Nous avons inoculé un animal avec 1/100 de c. c. de toxine, en deux doses injectées dans la masse sacro-lombaire de chaque côté du rachis, au contact des apophyses épineuses, à l'endroit où nous pratiquons la section ; les symptômes et l'aspect de l'animal ont été très différents : opistothonos très accentué, cuisses non écartées du tronc, mais pattes en extension complète dans toute leur étendue, pas de convulsions, etc.

INJECTIONS DANS LA CAROTIDE

Technique opératoire. — Des plus simples avec un tant soit peu d'habitude ; cette opération est du reste pratiquée journellement dans le laboratoire. Certaines précautions spéciales sont ici indispensables cependant.

On pratique une incision de 2 centim. environ au-dessus de la fourchette sternale, on dissocie les parties molles et on récline les muscles en recherchant la trachée au côté et en arrière de laquelle on trouve facilement l'artère. On la dénude sur une étendue de 1 centim. et demi, puis on passe une bandelette de papier, aussi large que possible, repliée plusieurs fois sur elle-même. Deux ligatures sont ensuite faites : une à la partie supérieure que l'on serre et noue soigneusement, une inférieure en attente. Une fois l'injection faite, pendant que l'on retire la canule, un aide serre la ligature et la noue immédiatement. Au moyen du brûle-peau porté au rouge sombre, on détruit toute la portion intermédiaire aux deux ligatures.

L'incubation est plus longue que dans les formes musculaires.

Ce qui frappe ici c'est le désordre et l'incohérence des symptômes.

Tout d'abord, l'animal roulé en boule, le poil hérissé, paraît malade sans présenter de signes caractéristiques ; à aucun moment on ne constate le frémissement vibratoire si habituel dans les formes viscérales. Si on le fait marcher, on le voit jeter les pattes de droite et de gauche, avançant en titubant comme un animal ivre.

A la période d'état l'attitude varie, mais moins rapidement que dans les formes viscérales ; tantôt l'animal est roulé en boule, tantôt les membres postérieurs contracturés traînent à terre. Puis ces contractures disparaissent pour reparaître ensuite.

Dans presque tous les cas nous avons observé la contracture

permanente de l'orbiculaire des paupières, plus ou moins prononcée. Il n'y a pas photophobie, car cette contracture, qui peut aller jusqu'à l'occlusion complète, n'est pas modifiée par l'obscurité ou le changement d'intensité de la lumière. Vient-on à écarter les paupières, elles se referment aussitôt énergiquement. Les autres muscles de la face ne semblent pas intéressés.

Quand on saisit l'animal, il reste, par moments, complètement flasque dans la main, d'autres fois il est pris de convulsions cloniques ; enfin plus souvent, il est en proie à un spasme de contracture énergique généralisée, plus ou moins persistant mais non permanent, dans une attitude très variable.

La respiration n'est que peu ou pas modifiée par les manipulations.

La *dé...arche* titubante et ataxique est très spéciale, l'animal jette les pattes de droite et de gauche et avance péniblement comme s'il faisait un effort pour soulever les membres. Parfois il traine le bassin à terre, d'autres fois il est soulevé sur les pattes écartées du corps.

Le *trismus* est de règle, très persistant ; il n'est cependant pas permanent.

Faisons remarquer que 1/100 de centim. cube de toxine, qui est la dose sûrement mortelle sous la peau, tue également dans la carotide. Donc chez le cobaye la toxine tétanique paraît aussi active, qu'elle soit injectée dans le sang ou dans le tissu sous-cutané, tandis que chez le lapin il faut, pour amener la mort, injecter dans la veine 7 à 8 fois plus de toxine que sous la peau (1).

Nous avons voulu voir si, à l'inverse de ce qui se passe chez le lapin, en injectant dans la voie sanguine une dose de toxine, moindre que la dose mortelle, on pourrait déterminer la mort.

Ce n'était guère probable à priori, d'autant plus que les animaux inoculés dans la carotide avaient succombé en même temps que ceux qui avaient reçu la toxine dans la patte.

(1) AUG. MARIE. *Ann. de l'Institut de Pasteur*, Paris, 1897, p. 591.

Avec 1/100, 1/200, 1/500, 1/1000 de centim. cube de toxine, nous avons inoculé comparativement pour chaque dose deux cobayes, l'un sous la peau de la patte, l'autre dans la carotide.

Les deux animaux inoculés avec 1/100 seuls sont morts et à peu de chose près en même temps.

INJECTIONS DANS LE CANAL RACHIDIEN

Technique opératoire. — Nous avons inoculé la toxine dans le canal rachidien d'abord avec l'aide et suivant la méthode de notre ami, le Dr Louis Martin, qui pratique ces injections depuis fort longtemps et en a publié la technique (1).

Les injections se font entre l'atlas et l'occipital. La canule est bouillie après chaque injection ; du reste, nous n'avons jamais constaté la moindre contracture des muscles de la nuque. Par contre, comme l'espace qui sépare la moelle de la dure-mère est très étroit chez le cobaye, il arrive souvent que l'on blesse la moelle et le cervelet : d'où paraplégie, paralysie d'un membre ou mouvements de manège plus ou moins persistants.

Les symptômes tétaniques sont très analogues à ceux que l'on détermine en portant la toxine dans la carotide.

Même absence de frémissement vibratoire, même démarche ataxique titubante, même contracture asymétrique persistante mais non permanente.

Nous n'avons pu constater dans cette forme la contracture de l'orbiculaire, très fréquente dans la forme carotidienne.

Par deux fois où la moelle a été certainement blessée, nous avons noté un abaissement de température tout à fait semblable à celui que nous avons constaté dans les inoculations intra-médullaires. Dans les autres cas, la température n'a pas été modifiée par l'injection.

(1) *Soc. de biol.*, 5 mars 1893.

TOXINE DÉPOSÉE A LA SURFACE DE LA PEAU

Technique opératoire. — Nous rasons soigneusement la surface de la peau sur toute l'étendue du ventre, puis raclant les téguments au moyen d'un rasoir dont la tranche est dirigée perpendiculairement à la surface, nous produisons une excoriation très régulière et générale de l'épiderme.

On voit alors la peau prendre une teinte rouge, en même temps que s'établit un suintement hémorrhagique généralisé, produit par la rupture des anses vasculaires des papilles. Nous lavons la peau à l'eau bouillie jusqu'à disparition du suintement hémorrhagique. La surface est alors séchée, puis largement imbibée de toxine pure sur toute son étendue au moyen d'un tampon d'ouate hydrophile, une sous-ventrière en taffetas gommé empêche l'évaporation trop rapide de la toxine.

Trois cobayes sont ainsi inoculés.

A trois autres, nous avons pratiqué de plus de longues scarifications intéressant l'épiderme et le derme qui après lavage et séchage ont été imbibés de toxine pure.

Ces animaux n'ont présenté aucun symptôme morbide. Leur température, prise matin et soir pendant plus d'une semaine, n'a pas été sensiblement modifiée.

INJECTIONS DANS LE CONDUIT AUDITIF EXTERNE

Nous avons injecté, au moyen d'une pipette mousse, une goutte de toxine dans le conduit auditif externe d'un cobaye en pénétrant jusqu'à la membrane du tympan.

Dans une autre expérience, nous avons injecté de même la toxine dans les deux oreilles en plus grande quantité à 2 animaux.

Le résultat a été complètement négatif.

INJECTIONS DANS LES FOSSES NASALES

Dans une première expérience nous avons fait pénétrer dans chaque narine une goutte de toxine pure au moyen d'une pipette mousse.

L'animal ainsi inoculé, le 6 décembre, à 5 heures du soir, est mort dans la nuit du 11 décembre ayant perdu 130 gr. de son poids (465/335).

Deux jours avant la mort il présentait des phénomènes étranges d'hallucinations : tout à coup et sans cause il se mettait à courir très rapidement dans la cage où il était seul, en poussant des cris perçants, puis la crise passée reprenait son habitus normal.

Le 11 au matin, il présentait de plus, nettement, les symptômes habituels du tétanos viscéral : démarche, spasme, rebondissement, etc, et en particulier les troubles respiratoires de la forme pulmonaire.

Trois animaux ainsi inoculés le 26 décembre à 6 heures du soir sont morts tous trois les 29-31 décembre et 1er janvier, très amaigris ayant présenté après une longue incubation, des symptômes caractéristiques de tétanos viscéral.

Chez l'un d'entre eux, on put constater très nettement les mêmes hallucinations que chez le premier; chez un autre, elles étaient mal caractérisées, enfin elles faisaient défaut chez le troisième.

Ces expériences manquent de précision et pourraient peut-être être reprises d'une manière plus rigoureuse quoique ce mode d'injection sans lésion à la surface de la muqueuse soit fort délicat à pratiquer purement. Il est possible, en effet, que la toxine ne soit pas absorbée en tout ou en partie par la muqueuse nasale, mais soit entraînée par la respiration dans l'arbre trachéo-bronchique.

Nous devons rappeler cependant que la dose de toxine nécessaire pour provoquer la mort par la voie trachéale, sans lésions, est relativement considérable, et comme une bonne partie de cette toxine doit aussi passer directement dans le tube digestif où son action est nulle, il semble que la quantité de toxine qui pénètre dans la trachée soit insuffisante pour expliquer la maladie.

De plus, les symptômes psychiques que nous avons relevés deux fois sur quatre, sont très particuliers et rappellent le tétanos cérébral.

INOCULATION DE TOXINE DANS DIFFÉRENTS GROUPES MUSCULAIRES

Nous avons inoculé des cobayes avec des doses variables : 1/50, 1/100, 1/200, 1/500 de c. c. dans différents groupes musculaires : cou, patte postérieure, patte antérieure, masse sacro-lombaire, plusieurs animaux recevant la même dose dans la même région.

Les résultats, au point de vue de la durée de l'incubation et de la mort, ont été sensiblement les mêmes, quelle que soit la région inoculée.

Pour l'inoculation dans les muscles du cou ou de la masse sacro-lombaire, l'incubation nous a paru un peu plus longue, mais cela tient vraisemblablement à la plus grande difficulté qu'on éprouve à constater le début de la contracture dans cette région, la mort est survenue dans le même temps.

INJECTIONS DANS LE DIAPHRAGME

Technique opératoire.— Au niveau de la dernière fausse côte et suivant le rebord costal, nous pratiquons une incision de la peau de 3 centim. de longueur à partir de l'appendice xiphoïde.

Saisissant alors, au moyen d'une pince à griffes, le plan musculaire et le soulevant fortement, nous sectionnons la paroi dans toute son épaisseur, puis d'un coup de ciseaux en avant et en arrière de cette boutonnière, nous agrandissons l'incision ainsi faite qui répond exactement à celle de la peau.

En soulevant ainsi on évite à coup sûr la blessure du foie et des intestins si l'animal est bien endormi. •

Une pince à forcipressure placée sur la lèvre inférieure de la plaie, sert d'écarteur; sur la lèvre supérieure nous plaçons une autre pince parallèlement à l'incision qui enserre par suite la côte en suivant sa direction.

Enroulant cette pince par un mouvement de torsion autour de son axe, nous amenons ainsi à l'extérieur les insertions musculaires costales du diaphragme, dans lesquelles il est aisé d'injecter la toxine. On voit se développer alors une boule d'œdème facile à suivre, et si l'on brûle l'orifice d'entrée de la canule, on peut être certain que l'injection a été purement pratiquée.

Comme toujours la suture se fait en 2 plans.

L'inoculation d'une dose bien plus considérable de bouillon stérile ne produit aucun symptôme.

L'incubation est la même que dans la forme musculaire, soit 18 à 22 heures en moyenne.

Le premier symptôme est une dépression très localisée donnant l'aspect d'un coup de hache latéral au niveau du point inoculé.

Cette dépression, très peu étendue verticalement, hémicirculaire, et répondant aux dernières côtes, devient rapidement profonde. Le sillon correspond manifestement à une contracture localisée aux derniers muscles intercostaux et aux fibres musculaires costales du diaphragme.

Plus tard le diamètre vertical se trouvant raccourci notablement, il en résulte une courbure artificielle du rachis qui reste, comme la paroi abdominale, complètement souple.

Seul le moignon de l'épaule antérieure correspondant participe un peu à la contracture, en présentant une raideur légère très localisée, la patte restant tout à fait souple.

La paroi thoracique du côté de l'injection est aussi presque complètement immobilisée. Plus tard la partie inférieure du thorax, du côté opposé, se déprime latéralement, la dépression est beaucoup moins profonde, moins brusque que du côté inoculé. La paroi est encore soulevée assez facilement pendant la respiration, mais il y a cependant, par comparaison avec un animal sain, une raideur avec rétraction notable.

Le diamètre transversal se trouve ainsi très diminué, le diamètre antéro-postérieur n'étant pas sensiblement modifié ; il en résulte un aspect de thorax de poulet asymétrique.

L'attitude de l'animal, même à la période ultime, ne diffère pas sensiblement de celle d'un animal sain, les pattes restant libres et les lésions nettement localisées au niveau du diaphragme.

Pas de frémissement vibratoire, de rebondissement, pas de spasme de contracture, comme dans le tétanos viscéral. La respiration semble accélérée au début, puis rapidement devient irrégulière et très embarrassée, à type presque exclusivement abdominal. La dyspnée est alors extrême. Les côtes semblent péniblement soulevées par une très longue inspiration à laquelle succède une expiration beaucoup plus courte.

A la fin la bouche reste ouverte, distendue par moments par un grand bâillement spasmodique, les ailes du nez dilatées sont cyanosées ainsi que les lèvres, l'animal se tient soulevé sur les pattes de devant, la tête projetée en avant à chaque inspiration.

Le faciès exprime l'angoisse et l'asphyxie est extrême. La mort subite dans un spasme est alors fréquente, et vient-on à manipuler l'animal, qu'il meurt sur le coup.

Par moments, on constate un véritable hoquet par suite de la contraction brusque du diaphragme, suivi d'une longue apnée. La marche de la température est la même que chez les animaux inoculés dans la patte : la température s'élève considérablement et le cobaye meurt en hyperthermie.

Animaux inoculés dans le diaphragme avec de très faibles doses de toxine.

Nous avons inoculé dans le diaphragme 3 cobayes avec 1/200, 1/500 et 1/1000 de c.c. de toxine.

Le premier de ces animaux est mort en trois jours et demi, le deuxième en quatre jours.

Le troisième, qui seul a présenté une incubation plus longue que les animaux inoculés avec 1 centième, est mort en sept jours avec les symptômes locaux les plus caractéristiques, très amaigri.

Dans cette expérience, nous voyons qu'une dose de toxine très faible, 1/1000 de centimètre cube, injectée dans le diaphragme amène la mort. La même dose, injectée dans un autre muscle, un muscle de la patte par exemple, causerait un tétanos local, sans aucune altération de la santé générale. Mais la contracture d'un muscle aussi essentiel à la vie que le diaphragme ne saurait être inoffensive, et on conçoit bien que la dose minime de poison capable de la provoquer amènera la mort par cela même.

INOCULATIONS DANS LE CANAL MÉDULLAIRE DE L'OS

Technique opératoire. — Nous pratiquons une incision longitudinale de trois centimètres au niveau de la partie moyenne de la face antérieure du fémur, nous écartons le muscle droit antérieur, tout en fléchissant un peu la cuisse pour obtenir plus facilement son relâchement, puis, au moyen d'une sonde cannelée résistante, nous arrachons toutes les insertions musculaires de la ligne âpre au ras du fémur. Passant alors une spatule transversalement sous l'os, en rasant sa face interne puis sa face postérieure, puis ressortant par la face externe de l'incision, nous maintenons ainsi tous les muscles en arrière de la spatule alors que l'os est complètement dénudé.

Au moyen d'une aiguille d'acier de seringue de Pravaz, montée sur une seringue et employée comme une vrille, nous perforons l'os. Puis au moyen d'une seringue armée d'une aiguille de même calibre, pénétrant par suite à frottement serré, nous pratiquons l'injection dans le canal médullaire.

Par prudence, nous attendons quelque temps pour retirer l'aiguille, puis nous la remplaçons aussitôt par la pointe d'une épingle de calibre un peu plus fort qui, coupée aux cisailles, au ras de l'os, assure comme un fausset l'occlusion parfaite de l'orifice.

Nous avons ainsi pratiqué l'injection de quantités bien plus considérables de matières colorantes, sans que trace soit ressortie.

La démarche et les mouvements des membres ne sont pas sensiblement modifiés à la suite de l'opération. Le lendemain on constate souvent un peu de tuméfaction de la cuisse.

L'incubation a été un peu plus longue que dans le tétanos musculaire de la patte, mais les symptômes identiques.

La marche et la durée sont les mêmes.

INOCULATIONS SOUS LA PEAU DE LA FACE

Nous inoculons la toxine dans la région frontale entre les deux yeux du cobaye, profondément au contact de l'os.

Le début est très difficile à préciser et semble un peu plus tardif que dans les formes musculaires.

Le seul symptôme objectif résultant de ce mode d'inoculation est un trismus progressif et permanent qui empêche toute alimentation. Il ne s'agit plus ici d'un trismus passager comme dans les formes viscérales et s'établissant à distance du point d'inoculation avec un intervalle de groupes musculaires non intéressés, mais bien d'une contracture qui semble gagner de proche en proche.

Ce trismus n'entrave en rien la respiration, qui, comme on le sait, se fait chez le cobaye exclusivement par le nez. Les muscles des lèvres participent à la contracture. L'orbiculaire n'est que peu ou plus souvent pas intéressé par la contracture, et les muscles de l'oreille seuls sont nettement envahis.

En somme les signes sont mal caractérisés, et nous n'avons pas pu constater la paralysie faciale et les symptômes hydrophobiques si caractéristiques du tétanos de Roze.

La marche de la température est sensiblement la même que dans le tétanos musculaire, quoique l'hyperthermie semble moins accusée.

Nous avons ainsi en deux fois inoculé cinq animaux qui sont morts assez régulièrement en trois jours.

CHAPITRE IV

Toxine inoculée par dose fractionnée en différents points (1).

Nous avons vu que l'injection de toxine tétanique donne lieu à des symptômes différents suivant la porte d'entrée. Les expériences qui suivent montrent en outre que la dose mortelle varie suivant qu'on l'injecte dans un point ou qu'on multiplie les bouches d'absorption dans différents territoires nerveux.

Une dose de poison inoffensive si on la mettait dans un seul endroit deviendra mortelle si on l'inocule par fractions dans plusieurs régions, car dans ce cas elle arrivera aux centres nerveux par des voies multiples.

Dans une première série d'expériences, nous avons inoculé 4 cobayes sous la peau dans 10 points différents symétriques (patte antérieure, patte postérieure, paroi abdominale, région fessière, omoplate).

Chacun de ces animaux reçoit 1/100 de centim. cube de toxine (dilué dans 1 centim. cube de bouillon et réparti en 10 piqûres).

Un témoin reçoit la même dose sous la peau de la patte; cet animal est mort dans les délais ordinaires. Un centième de centimètre cube de toxine, injecté sous la peau d'une patte postérieure, tue dans le même temps et de la même façon qu'il soit dilué dans 1/10 de centim. cube ou dans 1, 2 et même 3 centim. cubes.

Chez les animaux inoculés en 10 points, la raideur des membres a débuté environ vingt heures après l'injection, la contracture permanente s'est rapidement généralisée.

Chose remarquable, chaque membre était aussi raide que la

(1) Dans les expériences qui suivent (chapitre IV), nous avons employé une toxine un peu moins active que celle qui nous avait servi antérieurement.

patte du cobaye témoin quoique ayant reçu 10 fois moins de toxine.

La mort est survenue aux environs de la quarantième heure.

Doses minimes fractionnées.

Dans une seconde série d'expériences, nous avons employé des doses de toxine très petites, qui ne tuent pas d'ordinaire si on les injecte en un seul point, elles déterminent seulement un tétanos local.

Ces doses non mortelles causent la mort si elles sont réparties en divers points du corps au lieu d'être inoculées en un seul endroit.

Exp. I. — Deux cobayes reçoivent 1/400 de centim. cube de toxine dilué en 1 centim. cube d'excipient en dix points différents symétriques : (patte antérieure, patte postérieure, paroi abdominale, région fessière, omoplate) ; un témoin reçoit la même dose dans une patte postérieure.

18 à 20 heures après les animaux injectés dans des points différents présentent des contractures multiples, rapidement progressives ; ils succombent vers la 48e heure.

Le cobaye témoin présente de la contracture de la patte à la 28e heure et meurt en 8 jours.

Exp. II. — Deux cobayes reçoivent 1/700 de centim. cube de toxine en dix points différents. Un cobaye reçoit la même dose dans une patte postérieure.

Au bout de 18 à 20 heures, les cobayes injectés dans des points différents ont des contractures et meurent en 48 heures environ. Le cobaye témoin n'a qu'une contracture locale et survit.

Exp. III. — A deux cobayes on injecte 1/1000 de centim. cube de toxine, en dix points différents, c'est-à-dire 1/10000 de centim. cube en chaque endroit. A un témoin, on injecte la même dose soit 1/1000 de centim. cube dans une patte postérieure.

Les deux animaux aux inoculations multiples ont succombé en 48 heures environ ; le cobaye témoin a eu un tétanos local léger.

De même que dans l'expérience précédente, chez les animaux inoculés en dix points, chacun des membres était aussi raide sinon plus que la patte du cobaye témoin.

Nous avons recommencé cette expérience exactement de même: mais en inoculant de plus comparativement des animaux avec 1/2000 et 1/5000 de c. c. de toxine; le témoin 1/100 seul est mort, les témoins qui avaient reçu 1/200 1/500 1/1000 1/2000 1/5000 de centim. cubes de toxine n'ont présenté qu'un tétanos local, très léger chez ce dernier.

Les animaux inoculés en 10 points avec 1/100, 1/200, 1/500, 1/1000 sont tous morts, ces derniers plus tardivement que dans la première expérience.

Un des cobayes inoculés avec 1/2000 est mort très tardivement très cachectique.

Nous avons répété la même expérience en injectant :
1/500, 1/1000, 1/2000, 1/5000, en 20 points différents.

Les témoins n'ont présenté qu'une contracture locale.

Les deux animaux inoculés en 20 points avec 1/500 et les deux avec 1/1000 seuls sont morts.

Au lieu de faire les injections dans des points éloignés, nous avons accumulé les 10 injections dans une même patte.

Les choses se sont passées comme chez les témoins qui avaient été inoculés avec même dose en une injection unique.

Nous avons réparti la dose en 10 piqûres dans deux pattes, tandis que le témoin qui avait reçu 1/200 résistait, les deux animaux correspondants qui avaient reçu la toxine dans les deux pattes sont morts.

CHAPITRE V

Traitement.

Les animaux ont été traités par injection sous-cutanée et par injection intra-cérébrale d'un sérum de cheval immunisé provenant de l'établissement de Garches, actif à 0,000.000.001. C'est-à-dire que 0,000.000.001 donne au cobaye l'immunité contre la dose cent fois mortelle.

Nous avons traité comparativement aux mêmes intervalles et avec la même dose de sérum des animaux inoculés sous la peau de la patte et dans les divers organes.

§ I. — Sérum sous-cutané.

Nous avons injecté le sérum sous la peau à la dose de 2 cent. cubes, soit préventivement, soit 6, 12 et 24 heures après l'inoculation de toxine.

Si nous avons injecté une si forte dose d'un sérum très actif, c'est pour montrer une fois de plus que, lorsque certains groupes de cellules nerveuses sont gravement atteints, l'animal meurt de ses lésions quelle que soit la dose de sérum qu'on lui a inoculée sous la peau, tout en présentant un sang souvent très fortement antitoxique (Roux, Vaillard).

Il est donc évident que si l'animal meurt malgré l'inoculation sous-cutanée d'une dose si considérable, toute intervention par cette voie est devenue inutile (1).

(1) On sait cependant que les animaux peuvent encore quelquefois être traités avec succès par de très fortes doses de sérum dans le péritoine. (Voir ROUX et VAILLARD, *Annales de l'Institut Pasteur*, 1893, p. 86.)

A. — **Traitement préventif**. — Dans leurs expériences, MM. Roux et Vaillard ont vu que l'on peut prévenir le tétanos et empêcher l'apparition de tout symptôme si l'on injecte le sérum sous la peau au moins trois quarts d'heure avant l'inoculation sous cutanée de toxine.

Vient-on à injecter le sérum plus tardivement, l'animal pourra encore guérir mais présentera des symptômes de contracture.

Il n'en est pas de même pour les tétanos splanchniques : tous les animaux que nous avons traités pendant la période d'incubation et qui ont guéri (voir plus loin) ont présenté des symptômes si légers et si vagues qu'il aurait été impossible de reconnaître la maladie si on n'avait pas su qu'ils étaient inoculés avec la toxine.

Nous pouvons donc dire qu'on peut prévenir le tétanos splanchnique plusieurs heures *après l'inoculation de la toxine.*

Nous verrons plus loin que tous les animaux traités dans les six heures qui suivent l'injection de la toxine restent bien portants.

Diaphragme. — Le tétanos du diaphragme, dont on ne peut empêcher la terminaison mortelle en injectant le sérum immédiatement après la toxine, peut être prévenu si l'injection sous-cutanée de sérum est faite plusieurs heures auparavant.

Nous avons traité 2 animaux préventivement vingt-quatre heures avant l'inoculation de toxine en leur injectant à l'un 1/10 à l'autre 2 cent. cubes de sérum.

Un autre animal a été traité par 2 cent. cubes de sérum six heures avant l'inoculation ; aucun de ces animaux n'a présenté de symptômes morbides.

Moelle épinière. — Dans une première série d'expériences, 2 animaux reçoivent préventivement du sérum sous la peau l'un à la dose de 2 cent. cubes et l'autre à la dose de 1/10 de cent. cubes vingt-quatre heures avant l'inoculation de toxine ; ils n'ont présenté aucun symptôme.

Dans une autre série, 2 cobayes auxquels on avait donné

2 centim. cubes de sérum sous la peau, l'un 12 heures, l'autre
6 heures avant l'inoculation de toxine, n'ont pas présenté trace
de maladie.

**B. — Traitement pendant la période d'incubation et après
l'apparition des symptômes.** — 1° *Cobayes inoculés de toxine
sous la peau de la patte.* — Si l'on inocule des cobayes avec
1/100 de c. c. de toxine sous la peau de la patte et qu'on les traite
par l'injection de 2 centim. cubes de sérum sous la peau, 6, 12
et 24 heures après l'inoculation, on voit :

1° Que les animaux traités 6 heures après résistent tous. Ils
n'ont que du tétanos local.

2° Que les animaux traités 12 heures après, c'est-à-dire 6 ou
8 heures avant l'apparition des contractures, meurent dans la
proportion de 1/3.

3° Que les animaux traités 24 heures après, c'est-à-dire
de 4 à 6 heures après l'apparition des contractures, meurent
tous.

L'intervention n'est donc plus certainement efficace dès la
12° heure.

Or, comme les symptômes n'apparaissent qu'aux environs de
la 20° heure, nos expériences prouvent une fois de plus ce
qu'avaient déjà constaté MM. Roux et Vaillard : à savoir qu'on
ne peut jamais sauver les animaux par l'injection de sérum
sous la peau après l'apparition des premiers symptômes.

2° *Cobayes inoculés de toxine dans le testicule.* — Si nous
comparons la statistique des animaux inoculés avec une même
dose de toxine dans le testicule et traités aux mêmes intervalles, nous obtenons un résultat absolument identique, à savoir :

1° Les animaux traités 6 heures après résistent tous.

2° Les animaux traités 12 heures après meurent dans la proportion de 1/3.

3° Les animaux traités 24 heures après meurent tous.

Marche des symptômes chez les animaux traités. — Mais

il existe une différence dans la marche de la maladie chez les cobayes traités qui guérissent.

Les cobayes inoculés avec la toxine dans la patte, et traités 6 heures après, présentent toujours, avec un retard notable, il est vrai, une forte contracture de la patte inoculée, la partie inférieure du rachis et l'autre patte deviennent plus ou moins raides, mais nettement atteintes. La température s'élève pour revenir ensuite à la normale. On constate donc toujours des symptômes très évidents. Chez les animaux traités au bout de 12 heures qui ont survécu, les deux pattes étaient devenues ligneuses, le rachis en S ; ils ne pouvaient plus se retourner, tandis que chez tous les animaux inoculés de toxine dans le testicule, qui guérissent, les symptômes sont si fugaces et si peu caractérisés, si même ils se manifestent, — et le plus souvent on n'en constate aucun, — qu'il serait impossible, même pour quelqu'un qui connaît bien cette maladie, d'affirmer l'existence de ces symptômes.

Péritoine 1° Tous les animaux traités 6 heures après l'inoculation de toxine ont guéri.

2° Les animaux traités 12 heures après sont morts dans la proportion de 2/3.

3° Tous les animaux traités 24 heures après sont morts.

En résumé, mêmes conclusions que pour l'inoculation testiculaire, pronostic plutôt plus sombre.

De même les animaux qui ont survécu n'ont manifesté le plus souvent aucun symptôme, rarement nous avons constaté des symptômes transitoires, extrêmement fugaces et très mal caractérisés.

Poumon.—Dans une *première série* d'expériences nous avons essayé une autre toxine qui, inoculée au centième sous la peau de la patte, n'a pas tué l'animal. La raideur de la patte inoculée n'a apparu qu'au bout de 48 heures et la contracture s'est étendue à la partie inférieure du rachis seulement, laissant l'autre patte parfaitement souple.

Un animal inoculé en même temps d'une même dose dans le poumon n'a présenté les premiers symptômes qu'au bout de 4 jours, puis la maladie a évolué avec une grande rapidité et après avoir présenté les signes les plus caractéristiques du tétanos viscéral, pendant une journée, l'animal est mort très amaigri un peu plus de 24 heures après le début de la maladie.

Tous les animaux traités (6 h. 12 h. 24 h., après l'inoculation de toxine) ont guéri.

Dans une *seconde série*, nous avons employé la toxine qui nous servait habituellement.

Les animaux traités sous la peau 6, 12 et 24 heures après l'inoculation de toxine sont tous morts.

Moelle. — Nous avons traité des animaux inoculés avec 1/100 de toxine dans la moelle, six, douze et vingt-quatre heures après l'inoculation par 2 centim. cubes de sérum sous la peau : ces animaux sont tous morts à peu de chose près en même temps que le témoin.

Un animal traité immédiatement après l'injection de toxine est mort en un peu plus de quatre jours, un autre en six jours.

Diaphragme. — Dans une première série d'expériences, nous avons traité un certain nombre d'animaux :

Simultanément, c'est-à-dire aussitôt après l'inoculation de la toxine, et deux, six et douze heures après cette inoculation.

Dans une deuxième série d'expériences, nous avons de même traité des animaux : simultanément, trois et six heures après l'inoculation de toxine.

Tous ces animaux sont morts.

Les cobayes inoculés simultanément seuls ont présenté un retard notable sur les témoins.

Canal médullaire de l'os. — Nous avons traité 3 animaux : six, douze et vingt-quatre heures après l'inoculation.

Le premier a résisté après avoir présenté un tétanos local de la patte et de la partie inférieure du rachis.

Les deux derniers sont morts, l'animal traité, douze heures après avec un retard sensible.

Tétanos céphalique. — Nous avons traité 3 cobayes : 6, 12, 24 heures après l'inoculation de toxine.

Les animaux traités au bout de 12 heures et 24 heures, sont morts à peu près en même temps que le témoin.

L'animal traité après 6 heures, a résisté après avoir présenté une raideur manifeste de la mâchoire.

En résumé nous voyons qu'il est impossible de guérir le tétanos déclaré, par le sérum injecté sous la peau, quelles que soient les portes d'entrée du poison.

§ II. — Sérum intra-cérébral.

Par la méthode de MM. Roux et Borrel nous avons inoculé 4/10 de centim. cube du même sérum : 2/10 de centim. cube dans chaque hémisphère, sans endormir les animaux, l'opération se pratiquant de la manière la plus simple et ne provoquant qu'une douleur insignifiante, un aide maintenait la tête de l'animal sans aucun appareil.

Les animaux, ne présentant aucun symptôme, à peine étourdis pendant quelques instants à la suite de l'opération n'ont jamais manifesté d'accidents, sauf dans un cas et nous n'avons jamais constaté la moindre paralysie même transitoire.

Une seule fois l'animal est mort subitement après la seconde inoculation sans que nous ayons pu découvrir, même à l'autopsie la cause de sa mort. Il est très possible qu'en le maintenant l'aide l'ait involontairement étouffé.

A. — *Cobayes inoculés avec la toxine sous la peau de la patte.* — Si l'on inocule des cobayes avec 1/100 de cent. cube de toxine sous la peau de la patte et qu'on les traite par injection intra-cérébrale de sérum : 24, 30 et 38 heures après, on constate ce qu'avaient vu MM. Roux et Borrel, à savoir que tous ces animaux résistent.

Lorsqu'on intervient au bout de 24 heures, la contracture est déjà accentuée.

Au bout de 38 heures, la patte est ligneuse, la partie inférieure du rachis et l'autre patte sont raides. Ces symptômes continuent à s'accentuer légèrement et lentement (en suivant la même marche que chez l'animal non traité) pendant 24 ou 36 heures, puis la maladie s'arrête et rétrocède très lentement. Les animaux traités le plus tard ont les deux pattes postérieures étendues en contracture, le rachis en S très raide, et ne pouvant plus se retourner succombent quelquefois dans cette position. C'est pourquoi, comme l'avaient déjà indiqué MM. Roux et Borrel, si l'on veut connaître exactement leur survie, il faut les isoler et les surveiller de près (1).

Après l'injection de sérum la température s'élève encore progressivement pendant 24 à 48 heures pour redescendre ensuite lentement.

B. — *Cobayes inoculés avec la toxine dans le testicule.* — Si nous comparons la statistique des animaux inoculés avec la toxine dans le testicule et traités aux mêmes intervalles, nous obtenons un résultat très différent :

1° Les cobayes traités 24 heures après sont morts dans la proportion de 1/3.

2° Les cobayes traités 30 heures après sont morts dans la proportion de 2/3.

Comme pour les animaux traités par injection sous-cutanée de sérum chez les cobayes qui guérissent les symptômes sont extrêmement fugaces, très mal caractérisés et le plus souvent font complètement défaut.

Chez les animaux traités et qui sont morts, les symptômes

______

(1) C'est ainsi qu'un matin, 11 jours après l'inoculation de toxine, nous avons trouvé morts, sur le dos deux cobayes, que nous avions descendus à l'écurie la veille au soir dans une cage avec deux autres animaux, et ces cobayes très raides mais parfaitement vivaces ne présentaient aucune lésion à l'autopsie, et n'avaient pas diminué sensiblement de poids (nous pensons que surveillés de près ils auraient survécu et croyons devoir les compter dans les guéris.

se sont manifestés avec un certain retard, mais la maladie dé-
clarée présente exactement les mêmes caractères que chez les
non traités avec cette différence qu'elle est plus lente et plus
caractéristique encore. (Voir symptômes formes chroniques.)

3° Les cobayes traités 38 heures après sont tous morts.

*Or aucun des animaut ainsi traités ne présentaient encore
des symptômes morbides*, on voit donc que :

Si l'on traite dès l'apparition des symptômes les cobayes inoculés avec la toxine dans le testicule, tous succombent.

Péritoine.—1° Les animaux traités 24 heures après l'inoculation sont morts dans la proportion de 2/3.

2°, 3° Tous les animaux traités 30 et 38 heures après l'inoculation sont morts.

On voit que le pronostic est plus sévère que pour la forme
testiculaire.

Diaphragme. — Dans une première série, où tous les animaux
traités par inoculation de sérum sous la peau même immédiatement après l'inoculation de toxine étaient morts, nous avons
traité par inoculation intra-cérébrale de sérum deux animaux, 2 et
4 heures après l'inoculation de toxine.

Ces deux animaux n'ont manifesté aucun symptôme de contracture.

Dans une seconde série, sur trois animaux traités par inoculation intra-cérébrale de sérum : deux, quatre, six et huit heures après la toxine, seul, l'animal traité après deux heures est
resté bien portant.

L'animal traité quatre heures après, est mort très tardivement.

Les cobayes traités six et huit heures après sont morts aussi
vite que le témoin, mais, chose intéressante à noter, chez les
morts le diaphragme seul a été intéressé : le moignon de l'épaule
correspondant, toujours pris plus ou moins dans nos autres
expériences, a été respecté ici.

Canal médullaire de l'os.—Trois animaux ont été traités par

Inoculation intra-cérébrale de sérum vingt-quatre, trente et trente-huit heures après l'inoculation.

Tous trois ont présenté un tétanos grave, mais ont guéri.

Nous voyons donc que par le traitement intra-cérébral on peut sauver certainement tous les animaux inoculés de toxine dans les membres en les traitant dès l'apparition des symptômes, ou même plusieurs heures après, tandis que, par ce même traitement, il est impossible de sauver un seul des animaux inoculés dans les viscères si on les traite dès l'apparition des symptômes ou même plusieurs heures avant.

RÉSUMÉ

Pour savoir comment se comporte le tétanos du cobaye quand on fait varier le point de pénétration de la toxine, nous avons successivement injecté le poison tétanique dans les différents viscères ; testicule, cavité péritonéale, foie, rein, vessie, estomac, utérus, trachée, poumon, ganglion lymphatique, et nous avons constaté que dans tous les cas on déterminait chez l'animal un tétanos très spécial à symptômes très caractéristiques, que nous appelons tétanos splanchnique pour le distinguer du tétanos ordinaire avec contractures, qu'il ne rappelle en rien, et du tétanos cérébral de MM. Roux et Borrel dont il est également tout à fait différent.

La dose de toxine mortelle introduite dans les organes est à peu près la même que celle qui tue sous la peau, mais l'apparition des symptômes dans le tétanos splanchnique est plus tardive (40 à 48 heures au lieu de 16 à 22) et la marche bien plus rapide une fois les premiers symptômes apparus.

Le début de la maladie est marqué par un frémissement vibratoire généralisé très spécial.

La maladie est caractérisée par :

1° Manifestations toujours symétriques quoique la toxine soit inoculée d'un côté de la ligne médiane.

2° Dyspnée extrême. Sorte de respiration de Cheyne Stokes, bâillements convulsifs, hoquet.

3° Spasmes de contracture mettant les pattes en extension perpendiculaire, débutant à distance du point inoculé (inoculation testiculaire : début par les pattes antérieures).

4° Manifestations à rémission, très variables suivant les moments chez un même animal.

Jamais de contractures permanentes.

5° Rebondissement de l'animal, quant on le laisse tomber, sur l'extrémité des pattes contracturées spasmodiquement.

6° Démarche impulsive, automatique, aspect de cheval de bois.

7° Trismus plus ou moins persistant jamais permanent.

8° Mort en hypothermie, l'abaissement de température, pouvant atteindre 12 degrés dans certaines formes.

9° Flaccidité complète de l'animal pendant l'agonie,

Rappelons en quelques mots la symptomatologie très différente qui succède à l'inoculation de la toxine dans une patte :

1° Contracture débutant dans la patte inoculée, toujours asymétrique.

2° Contractures permanentes et progressives avec spasmes surajoutés, s'étendant de proche en proche : rachis inférieur, patte opposée, tronc.

3° la démarche de l'animal est seulement entravée par les contractures.

4° Dyspnée peu intense, pas de Cheyne-Stokes ni de hoquet.

5° Jamais de trismus.

6° Mort en hyperthermie (au moins par rapport à la température initiale).

7° Raideur ligneuse des pattes postérieures, du rachis et du tronc au moment de la mort.

MM. Roux et Vaillard avaient depuis longtemps constaté que les épithéliums digestifs forment une barrière à peu près infranchissable à la toxine.

Nous avons pu instiller jusqu'à 1 cc. de toxine dans la cavité vésicale sans résultat.

En inoculant dans les voies respiratoires non lésées quelques gouttes de toxine, on détermine un tétanos splanchnique sûrement mortel.

Tous ces organes de la vie végétative étant innervés, principalement ou exclusivement au point de vue physiologique par le grand sympathique, il est très probable qu'il existe un type spécial du tétanos du système sympathique à opposer au tétanos du système nerveux moteur.

Nous avons aussi inoculé la toxine dans d'autres organes :

Dans la moelle, au niveau de la queue de cheval, et obtenu une forme clinique avec contractures permanentes, attitude spéciale, crises de tremblements aboutissant à de grandes convulsions, cloniques.

Pas plus dans cette forme que dans les suivantes on ne constate les symptômes spéciaux du tétanos viscéral : frémissement vibratoire spasmes de contractures avec pattes perpendiculaires, rebondissement, démarche impulsive, etc.

Dans la carotide, ici la dose mortelle est sensiblement la même que dans la patte, alors qu'il faut chez le lapin inoculer 7 ou 8 fois la dose mortelle de toxine, dans la veine de l'oreille, pour faire périr l'animal.

Les symptômes sont très irréguliers et fort incohérents : démarche titubante, ataxique ; contractures non permanentes mais souvent très persistantes, toujours asymétriques ; contracture de l'orbiculaire des paupières sans photophobie ; convulsions ; trismus très persistant non permanent.

Dans le canal rachidien, suivant la technique du Dr Louis Martin, et obtenu des résultats analogues à ceux produits par l'inoculation intra-carotidienne.

Nous avons largement imprégné *la surface de la peau* de toxine pure après raclage et scarifications sans résultat.

Dans le conduit auditif externe, l'injection sans lésion de plusieurs gouttes de toxine pure s'est montrée sans effet.

Dans les fosses nasales sans lésion avec la toxine pure nous avons provoqué un tétanos splanchnique typique accompagné de phénomènes d'hallucinations rappelant le tétanos cérébral.

Dans divers groupes musculaires striés comparativement: patte postérieure, patte antérieure, muscles du cou, masse sacro-lombaire, et constaté que les résultats étaient sensiblement les mêmes au point de vue de la durée de l'incubation et de la mort.

Dans le diaphragme : on obtient ainsi une contracture permanente, localisée presque exclusivement à ce muscle. L'incubation est la même que pour l'inoculation dans la patte, mais par suite des phénomènes de dyspnée extrême et des syncopes la mort est plus rapide et souvent subite.

Il suffit du dixième de la dose mortelle pour faire périr l'animal par suppression physiologique d'un muscle indispensable à la vie.

Dans le canal médullaire du fémur : l'incubation est un peu plus longue mais les symptômes identiques à ceux produits par l'injection dans les muscles de la cuisse.

Sous la peau de la face : nous avons ainsi obtenu un type clinique mal défini, caractérisé avant tout par le trismus et la contracture des muscles de la face sans avoir pu constater la paralysie faciale du tétanos de Roze.

TOXINE INOCULÉE PAR DOSE FRACTIONNÉE EN DIFFÉRENTS POINTS

L'absorption par la voie nerveuse sera facilitée si, au lieu d'injecter la toxine en un seul lieu, on la répartit en divers points ; et une dose de poison inoffensive en un seul endroit deviendra mortelle. Non seulement on multiplie les bouches d'absorption, mais la toxine arrive aux centres par des voies multiples.

Si l'on injecte la toxine en 10 points éloignés, une dose 10 fois moindre amènera la mort, et chaque groupe de muscles (chaque patte par exemple) sera aussi fortement et même plus énergiquement contracturée que la patte du témoin qui a reçu la totalité de la dose.

Quand on a injecté la même dose de toxine en 20 points, la mort survient en même temps que chez les animaux inoculés en 10 points.

Vient-on à accumuler les 10 piqûres dans une même patte, les choses se passent comme si on faisait une injection unique, car le poison aborde la moelle par une seule voie : le nerf de la patte inoculée.

TRAITEMENT

I° *Sous-cutané :*

1° Dans toutes ces formes de tétanos on peut prévenir l'apparition des symptômes en mettant le sérum sous la peau un temps suffisant avant la toxine, variant entre trois quarts d'heure et six heures, même dans le cas d'injection intra-médullaire ou diaphragmatique où le sérum inoculé immédiatement après la toxine n'empêche pas la mort.

2° Les symptômes du tétanos splanchnique peuvent être prévenus plusieurs heures après l'inoculation de toxine.

3° Pendant la période d'incubation, on peut empêcher sûrement la mort en injectant le sérum, six heures après l'inoculation de toxine, quel que soit le lieu d'inoculation, exception faite du diaphragme, de la moelle épinière et du poumon.

4° Une fois les symptômes apparus, il est impossible de sauver l'animal, quelle que soit la porte d'entrée du poison.

II° *Intra-cérébral :*

1° Par le traitement intracérébral, on peut sauver certainement tous les animaux inoculés de toxine dans les membres, en les traitant aussitôt ou même plusieurs heures après l'apparition des symptômes.

2° Par ce même mode de traitement il est impossible de sauver un seul des animaux inoculés dans les viscères, si on les traite dès l'apparition des symptômes ou même plusieurs heures avant.

3° Le tétanos du diaphragme peut être prévenu par traitement intracérébral, deux et même quatre heures après l'inoculation de toxine.

IMPRIMERIE LEMALE ET Cⁱᵉ, HAVRE